SUR UN CAS
DE
PARALYSIE
ALTERNE HYSTÉRIQUE
SIMULANT
LE SYNDROME DE MILLARD-GUBLER

PAR

TOURNANT (Gaston)
DOCTEUR EN MÉDECINE DE LA FACULTÉ DE PARIS

PARIS
OLLIER-HENRY, LIBRAIRE-EDITEUR
11, 13, RUE DE L'ÉCOLE-DE-MÉDECINE, 11, 13
1892

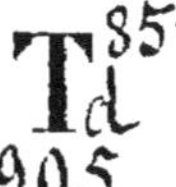

SUR UN CAS

DE

PARALYSIE

ALTERNE HYSTÉRIQUE

SIMULANT

LE SYNDROME DE MILLARD-GUBLER

PAR

TOURNANT (Gaston)

DOCTEUR EN MÉDECINE DE LA FACULTÉ DE PARIS

PARIS

OLLIER-HENRY, LIBRAIRE-EDITEUR

11, 13, RUE DE L'ÉCOLE-DE-MÉDECINE, 11, 13

1892

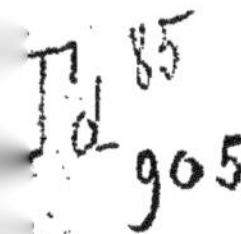

A LA MÉMOIRE DE MON PÈRE

A MA MERE

A MES FRÈRES

A MES PARENTS

A MES AMIS

A MONSIEUR LE DOCTEUR RAYMOND

Professeur agrégé à la Faculté de médecine de Paris
Médecin à l'hôpital de Lariboisière
Chevalier de la Légion d'honneur

Hommage de ma profonde reconnaissance.

A MES MAITRES DANS LES HOPITAUX

A MON PRÉSIDENT DE THÈSE

MONSIEUR LE DOCTEUR DEBOVE

Professeur à la Faculté de médecine de Paris
Médecin de l'hôpital Andral
Chevalier de la Légion d'honneur

SUR UN CAS

DE

PARALYSIE ALTERNE HYSTÉRIQUE

SIMULANT LE SYNDROME DE MILLARD-GUBLER

AVANT-PROPOS

M. le professeur Charcot dans une de ses leçons, publiée dans les *Archives de Neurologie* (n° 63) a réuni sous deux syndrômes les principales variétés cliniques de paralysies alternes qui peuvent apparaître par une lésion de la protubérance. Le premier syndrôme, qu'il désigne sous le nom de syndrôme de Weber est causé par une lésion pédonculo-protubérantielle, et caractérisé par une paralysie alterne de l'oculo-moteur commun d'un côté (côté lésé) et des membres, du facial, de l'hypoglosse de l'autre; le second syndrôme celui de Millard-Gubler est causé par une lésion bulbo-protubérantielle et caractérisé par une paralysie faciale totale d'un côté, et par une paralysie des membres du côté opposé du corps.

L'éminent professeur avait, dans cette même leçon, présenté un cas d'hystérie simulant le premier syndrôme ; nous venons, dans le service de notre Maître, M. le Dr Raymond, d'observer un cas de simulation hystérique du second syndrôme, cas qui nous a paru si intéressant que l'idée nous est venue à l'esprit d'en faire le sujet de notre thèse inaugurale.

Nous ne voudrions pas entrer en matière sans témoigner à notre très cher maître, M. le Dr Raymond, l'expression de notre vive reconnaissance pour la bienveillance qu'il n'a cessé de nous accorder pendant toutes nos études.

Que M. le profeseeur Debove qui nous a fait le grand honneur d'accepter la présidence de notre thèse, veuille bien recevoir l'hommage de notre profond et très respectueux attachement.

INTRODUCTION

La simulation hystérique d'un certain nombre d'affections organiques est bien connue aujourd'hui depuis les travaux de M. Charcot, de ses élèves, et la thèse de son ancien interne le Dr Souques ; et les observations sont nombreuses d'hystérie simulant la sclérose en plaques, le tabès, la syringomyélie, la paraplégie organique : il n'en est pas de même de la simulation des paralysies alternes protubérantielles par la névrose. M. Charcot avouait l'an dernier en présentant sa malade, « qu'il n'en avait encore ni vu, ni entendu parler. » Mis en présence d'un ptosis gauche chez une femme qui quelque temps auparavant avait présenté une hémiplégie droite, avec contracture, le savant clinicien n'hésita cependant pas à ne voir en elle que phénomènes d'hystérie. Antécédents héréditaires, antécédents personnels mettaient d'ailleurs sur la voie du diagnostic; la constatation que la chute de la paupière supérieure était due non à une paralysie mais à un blépharospasme, vint lever tous les doutes.

Depuis cette époque, plusieurs cliniciens ont relaté des faits à peu près identiques : M. Rendu, le 10 décembre 1891, présenta à la Société Médicale des Hôpitaux, un hystérique atteint d'une hémiplégie droite incomplète et d'un hémispasme facial complet du même côté, simulant donc une paralysie alterne.

Dans l'observation de M. le professeur Debove, l'hémispasme siégeant toujours du côté de la paralysie des membres, intéressait à la fois le facial inférieur, le facial supérieur et les muscles de l'œil.

Dans celle de M. Gouraud, le malade, à la suite d'une attaque d'apoplexie hystérique avait présenté une hémiplégie et un hémispasme du côté droit.

Dans ces quatre observations, la paralysie alterne n'existait pas, elle n'était que simulée, il n'y avait pas paralysie faciale mais hémi-spasme du même côté que l'hémiplégie des membres. Sous l'influence de ce spasme une moitié de la face attirait l'autre et celle-ci présentait au premier examen l'aspect d'une paralysie faciale : on pouvait ainsi croire à l'existence d'une paralysie alterne.

Il n'en est pas ainsi chez le malade que nous venons d'observer : à son entrée à l'hôpital, le 11 janvier dernier, il présentait une monoplégie brachiale gauche et une déviation des traits de la face vers le même côté. La simulation du syndrôme de Millard-Gubler n'est pas complète ; celle du syndrôme de Weber ne l'était pas non plus chez le malade de M. Charcot. mais dans notre cas, la paralysie alterne existe, elle est réelle et non simulée comme dans les cas précédemment cités.

Qu'on nous permette de reproduire ici l'observation si intéressante de ce malade ; nous essaierons ensuite de montrer que la déviation des traits de la face est bien due à une paralysie et non à un spasme, que cette paralysie faciale ne s'est pas développée incidemment chez un hystérique, mais qu'elle est bien due à la névrose ainsi que la monoplégie brachiale qu'il présente.

OBSERVATION I

Hoffmann, 34 ans, menuisier, entré à l'hôpital Lariboisière, le 11 janvier 1892.

Antécédents héréditaires. — Père violent, emporté, mort il y a 20 ans d'une maladie de cœur ?

Mère bien portante, n'ayant jamais présenté aucun phénomène nerveux.

Deux frères morts de blessures pendant la guerre de 1870.

Actuellement le malade possède encore un frère et une sœur bien portants, mais ayant eu des convulsions pendant leur enfance.

Antécédents personnels. — Le malade a eu une enfance maladive.

Tout jeune, il eut des convulsions à plusieurs reprises : il était très irritable ; se mettait très vite en colère, pleurait facilement.

Vers 8 ans, fièvre typhoïde. Scarlatine. Fièvre cérébrale??

A 13 ans, il était alors apprenti menuisier, il quitte Paris, va travailler en Vendée : il s'y porte très bien.

En 1877, il s'engage en Afrique, aux Zouaves, il y reste 2 ans, pas de fièvre intermittente, le malade accuse seulement quelques excès éthyliques et vénériens.

En 1879, il rentre à Paris, fait une pleurésie qui dure deux mois 1/2.

Peu de temps après il se marie : sa femme lui donne 4 enfants, deux meurent, dit-il, des convulsions, le troisième d'une méningite ; le quatrième vit encore ; comme ses frères, il eut à maintes reprises des convulsions, il est très irritable.

En 1883, à la suite d'une discussion assez violente avec un de ses directeurs, le malade éprouve une sensation de strangulation et d'étouffement, il se met à trembler puis tombe sans connaissance : pas de cri, aucune émission d'urine ou de matières fécales, pas de morsure à la langue, pas d'écume à la bouche, pas de mouvements ; le malade reste ainsi dix minutes, puis revient à lui ; il se sent harassé, se plaint d'une courbature générale et d'un grand mal de tête, il rentre chez lui, se couche, le surlendemain il reprenait son travail, ne se ressentant nullement de son attaque.

En 1884, travaillant sur le bord de la Seine dans l'île Saint-Denis au mois de décembre, il voit une personne disparaître sous la glace, immédiatement il se jette à l'eau, disparaît aussi sous cette glace et revenait, dit-il, avec son fardeau humain, quand ne retrouvant plus le trou qui lui avait servi de porte d'entrée, il se sent couler et tombe au fond de l'eau. Ses camarades le retirèrent et le transportèrent dans une maison voisine (briques chaudes, potions cordiales). Il reste ainsi 24 heures sans connaissance et dans une insensibilité complète.

Quand il revint à lui, il constata un engourdissement, une parésie du côté droit, telle qu'il dut s'appuyer sur deux personnes présentes pour atteindre une voiture qui devait le ramener à son domicile ; cette parésie augmenta rapidement et 3 jours après sa chute à l'eau il avait le côté droit du corps complètement paralysé avec une anesthésie profonde de tout le côté.

Le membre supérieur n'était pas entièrement paralysé, quelques mouvements du bras étaient encore possibles.

Le côté droit de la face était anesthésié : mais il est impossible au malade de nous renseigner s'il y avait déviation des traits : Celle-ci ne fut constatée que 3 mois après l'attaque par un médecin ; cependant le malade se rappelle très bien que quelques jours après sa chute à l'eau il a remarqué que sa salive s'écoulait assez fréquemment par sa commissure labiale droite.

En 1886, à la suite d'une vive discussion avec sa femme, en 1888, après une altercation avec un de ses parents, il ressent la même sensation de strangulation et d'étouffement qu'il avait déjà éprouvée lors de sa première attaque ; il sort de chez lui et tombe dans la rue : mêmes phénomènes que la première fois, il se sent courbaturé : rentre chez lui et se couche : le surlendemain de ces attaques il reprenait son travail.

En 1387, syphilis.

Au commencement de décembre dernier, il est pris d'une grippe légère ; mais continue à travailler.

Le 7 janvier, il ressent des douleurs vives dans le moignon de l'épaule, le bras, et les doigts du côté gauche ; il se plaint en même temps d'une sensation de froid dans tout ce membre : le malade se rappelle n'avoir subi aucun traumatisme ; (ouate, frictions), les douleurs cessent, mais peu à peu il remarque que son bras est faible, qu'il ne peut plus serrer les objets avec sa main gauche ; le dimanche 10, il se trouve le membre supérieur gauche paralysé et complètement insensible.

Il entre à l'hôpital Lariboisière le 11 janvier.

Etat actuel. — C'est un homme vigoureux, bien musclé; l'état général est bon.

Les mouvements, la force des membres du côté droit, sont normaux; pas d'atrophie : même constatation pour la jambe gauche, réflexes normaux.

Le malade se présente avec une paralysie du bras gauche et une déviation des traits de la face vers ce côté gauche.

Paralysie du bras gauche. — Cette paralysie n'est pas complète; le malade peut encore faire quelques mouvements; il fléchit encore, incomplètement il est vrai, la main sur l'avant-bras, et celui-ci sur le bras, mais la plupart des mouvements de l'épaule sont impossibles; le malade ne peut, sans le secours de la main droite, porter la gauche à la hauteur du cou.

Le membre paralysé est flexible dans toutes ses articulations; pas de rigidité, ni de contractures.

Les réflexes tendineux au coude et au poignet sont conservés: pas d'atrophie.

Au dynamomètre. Force de pression à gauche: 10
— à droite: 55

Le malade est gaucher.

Les troubles de sensibilité sont assez profonds.

La sensibilité au contact, à la douleur, au froid, est extrêmement diminuée dans toute l'étendue du bras.

Cette insensibilité d'ailleurs n'est pas limitée à la peau, elle occupe aussi les parties profondes.

Les mouvements de torsion, d'arrachement, imprimés au coude, au poignet, avec violence, sont à peine perçus par le malade et ne provoquent qu'une douleur très légère.

Il y a perte des notions se rattachant au « sens musculaire ». Si nous faisons fermer les yeux au malade et que nous lui commandions avec sa main droite d'aller saisir la gauche, il finit par y arriver, mais après plusieurs tâtonnements.

Anesthésie articulaire; si nous plaçons l'un sur l'autre deux doigts de la main gauche, il est impossible au malade de deviner la position de ses doigts.

La faradisation énergique des muscles ou des troncs nerveux, alors qu'elle provoque cependant de fortes contractions musculaires est à peine sentie.

La limite supérieure de l'anesthésie est déterminée par une ligne convexe à peu près circulaire, qui passant par le creux de l'aisselle, empiéterait sur le creux sous-claviculaire, et la base du cou; cette ligne déborde donc le territoire du plexus brachial.

Coloration normale des téguments.

Absence de troubles vasculaires ou trophiques.

Pas d'atrophie : pas d'action de dégénérescence.

Paralysie faciale. — Au repos, l'asymétrie faciale est modérée.

Du côté droit, la joue paraît quelque peu lisse, les reliefs sont moins accentués :

La commissure droite est abaissée; la gauche est légèrement attirée en haut et en dehors.

L'aile du nez n'est que fort peu déviée à gauche, le sillon naso-labial est moins accentué à droite qu'à gauche.

L'interstice formé par les lèvres ne décrit plus une courbe élégante, mais une ligne oblique; l'orbiculaire des paupières, le muscle de Horner, le frontal ne sont pas atteints.

Si l'on fait ouvrir la bouche au malade, l'orifice est plus large à gauche, et le sillon naso-labial gauche devient très accusé.

Si on le fait souffler, la joue droite, affaissée par la paralysie du buccinateur, cède passivement à la colonne d'air au moment de l'expiration, se gonfle davantage que la gauche et l'air s'échappe de ce côté droit.

La langue est tirée facilement hors de la bouche ; elle est droite, les deux moitiés sont symétriques : pas de contractions fibrillaires.

Quand le malade parle, le côté droit reste immobile, et a perdu toute faculté d'expression mimique.

Les mouvements de latéralité des commissures dans le sens horizontal se font mal ; ils sont plus étendus du côté gauche.

La progression des aliments à travers la cavité buccale est gênée, ceux-ci s'accumulent parfois dans le sillon gingival droit, et le malade est obligé d'avoir recours à ses doigts pour les refouler dans le fond de la bouche.

La salive s'écoule de temps en temps de la commissure droite.

Le malade ressent de petits mouvements musculaires au niveau de l'orbiculaire des lèvres et des zygomatiques du côté gauche et l'on peut parfois apercevoir ces petites contractions rythmiques, intermittentes.

Rarement elles ont lieu spontanément, elles demandent à être provoquées par un mouvement quelconque (action de rire, de grincer des dents).

La sensibilité n'est pas abolie, elle est émoussée surtout du côté gauche au niveau de la joue ; anesthésie de la conjonctive de ce côté.

Pas d'anesthésie pharyngée.

Organes des sens. — L'examen des yeux a été fait par M. le docteur Kœnig : Il a donné les résultats suivants :

Rétrécissement du champ visuel de l'œil gauche; amblyopie :

Contracture de l'accommodation.

Œil droit normal.

L'odorat, le goût sont émoussés.

L'ouïe est fortement diminuée; le malade présente, il est vrai, une otorrhée ; mais celle-ci date du commencement de sa grippe, et il s'est aperçu déjà depuis longtemps qu'il n'entendait plus bien.

Le malade est soumis aux courants interrompus.

18 janvier. — Arthralgie très vive dans l'épaule, disparition le troisième jour.

23 janvier. — Apparition d'un point hystérogène dans l'hypocondre gauche.

La sensibilité revient dans le bras : la paralysie ne change pas, mais paraît cependant un peu moindre.

Tremblement continu très marqué de ce membre supérieur gauche augmentant avec les mouvements.

27. — La paralysie disparaît peu à peu.

Dynamomètre : main gauche : 15.
main droite : 55.

1er février. — L'anesthésie a disparu entièrement; les mouvements du membre reviennent; le malade maintenant peut l'élever à la hauteur des yeux.

10 février. — Amélioration sensible dans le membre supérieur droit. Dynamomètre : main gauche : 30.
— main droite : 55.

La paralysie faciale a présenté une certaine mobilité ; tantôt elle paraissait très atténuée, tantôt au contraire plus prononcée : en somme, elle est restée comme elle était à l'entrée du malade à l'hôpital.

HISTORIQUE DE LA PARALYSIE FACIALE

La paralysie faciale a été pendant très longtemps exclue du domaine de l'hystérie. Ce seul caractère même suffisait à faire rejeter la névrose. Todd, Häwe Mitchell, Althans, Hasse, beaucoup d'autres encore se firent le champion de cette idée et naguère encore M. Charcot écrivait que « depuis vingt ans il partageait la même opinion », « tant qu'on ne m'aura pas démontré, ajoute-t-il, que les prétendues paralysies faciales des hystériques ne sont pas des hémi-spasmes, je persisterai dans ma négation, prêt à me rendre toutefois pour le cas où la paralysie faciale dont pour le moment je conteste l'existence, dans l'hystérie, deviendrait bien et dûment démontrée ».

Quelques auteurs cependant, Lebreton, Helot, Buzzard, Kalkoff, Seeligmuller, ont signalé la déviation de la face et de la langue dans l'hémiplégie hystérique ; ils croyaient bien à la paralysie faciale. « Je pourrai objecter, répond M. Charcot, qu'il s'agit d'un spasme glosso-labié unilatéral, très difficile à différencier de la paralysie ».

Cette opinion cependant, que beaucoup partagent encore, nous semble trop absolue et plusieurs communications faites dans ces derniers temps paraissent démontrer indéniablement que la paralysie faciale existe : MM. Chantemesse, Gilbert-Ballet, Boinet (de Montpellier), Decoux en rapportèrent des exemples et M. Charcot lui-même à qui fut présenté le malade de M. Boinet, convint de la paralysie faciale hystérique. Quels sont donc les caractères distinctifs qui permettent de faire le diagnostic entre les paralysies faciales hystériques et les spasmes glosso-labiés.

Diagnostic entre l'hémi-spasme glosso-labié et la paralysie faciale.

La paralysie faciale et le spasme glosso-labié unilatéral arrivent à produire par un mécanisme inverse une déviation de la face à peu près identique, et l'on comprend aisément que beaucoup de cliniciens aient pu confondre ces deux modalités bien différentes cependant : dans une leçon du professeur Charcot publiée dans la *Semaine médicale* du 2 février 1887 sous ce nom : « spasme glosso-labié unilatéral ; diagnostic entre l'hémiplégie capsulaire et l'hémiplégie hystérique »; puis dans une leçon du mardi 27 mars 1888 à propos de deux hystériques atteints de cette affection, enfin dans le mémoire de MM. Brissaud et Marie « de la déviation faciale dans l'hémiplégie hystérique » paru dans le *Progrès médical* en 1887 et dans la thèse de M. Belin, l'Ecole de la Salpêtrière nous a fait connaître plus intimement les caractères propres de ces spasmes ; c'est en connaissance de ces travaux que nous pouvons désormais diagnostiquer le spasme glosso-labié des paralysies faciales.

Le masque des malades dans ces deux affections se ressemble en beaucoup de points et plusieurs des caractères que nous avons signalés dans notre observation pourraient aussi bien appartenir à un spasme gauche qu'à une paralysie droite.

Tels sont : la déviation à gauche des lèvres dont la partie moyenne ne correspond plus à l'axe du corps, la déjection en dehors et en haut de la commissure gauche, l'abaissement de la commissure droite, la disparition de la courbe élégante peu accentuée que présente la ligne labiale, son remplacement par une ligne oblique, l'accentuation plus grande du sillon naso-labial gauche. Que le malade ouvre la bouche, dans les deux cas l'orifice sera plus large à gauche ; que le malade rie, dans les deux cas les dents seront bien mieux visibles à gauche.

Mais à côté de ces caractères communs, il en existe d'autres propres à chacune de ces deux affections, ce sont eux qui vont nous permettre de faire notre diagnostic.

Dans un hémi-spasme, la langue se projette difficilement hors de la bouche ; les arcades dentaires sont péniblement franchies ; la déviation est alors accentuée, la langue est tirée vers la commissure du côté contracturé et apparaît plus épaisse et moins large de ce même côté.

Quelquefois même cette déviation est telle que la langue recourbée en crochet ne s'arrête même pas à la commissure, elle la dépasse et vient butter contre la joue, l'axe lingual formant ainsi une courbe à concavité gauche : souvent aussi la langue subit un mouvement de rotation sur son axe et le bord latéral (du côté contracturé) s'élève vers la voûte palatine.

Chez notre malade aucun de ces caractères n'existe. La langue est facilement tirée, elle est droite, sa face inférieure repose bien sur le plancher buccal. Les deux moitiés sont symétriques.

Si l'on fait parler un malade atteint de spasme, le côté qui semble paralysé, n'est pas immobile, ses muscles se contractent et participent à l'expression mimique ; le joue de ce côté a conservé ses rides normales, la peau est lisse, mais on ne constate pas de flaccidité.

Chez notre malade le côté droit est dénué d'expression, ses muscles se contractent, mais très imparfaitement, dessinant des reliefs peu apparents ; il est flasque.

Si l'on fait souffler le malade atteint de spasme l'issue de l'air ne se fera pas du côté qui paraît paralysé, mais bien au contraire, tout l'air passera plus ou mois bruyamment par la région contracturée soulevant à peine celle qu'au premier abord on pourrait croire paralysée.

Chez notre malade, l'air sort de la commissure droite, après avoir distendu visiblement la joue de ce côté.

Enfin nous avons noté dans l'observation de notre malade, l'écoulement de la salive de la commissure droite et la progression défectueuse des aliments qui séjournent dans le sillon gingival droit. Ces deux caractères peuvent évidemment exister dans le spasme glosso-labié ; mais ils sont excessivement rares, et en outre ces phénomènes ne peuvent se produire que du côté contracturé.

Ces caractères distinctifs sont suffisants pour nous permettre d'affirmer l'existence de la paralysie faciale droite chez notre malade. Mais cette paralysie n'existe pas seule, elle est associée à un spasme du côté gauche.

En effet, si nous examinons avec beaucoup d'attention le côté gauche de la face, si nous faisons accomplir au malade certains mouvements (action de rire, de grincer des dents), nous pouvons constater de petites secousses musculaires rythmiques, intermittentes, siégeant dans la lèvre supérieure et les zygomatiques de ce côté gauche : ces petites contractions nous dévoilent la présence d'un hémi-spasme à gauche. La coexistence d'ailleurs de la paralysie et du spasme n'est pas rare dans l'hystérie ; elle est très fréquente même et nous la retrouverons dans les observations VI, VII et VIII.

DIAGNOSTIC DIFFÉRENTIEL DES PARALYSIES FACIALES

La paralysie faciale existe donc ; comment alors l'interpréter ?

La localisation du phénomène au facial inférieur exclut l'hypothèse d'un paralysie faciale *a frigore*.

L'absence de toute lésion sur le trajet du nerf depuis la séparation de ses rameaux ne permet pas de songer à une paralysie périphérique : Dans ces cas d'ailleurs, la déviation eût été plus accentuée que chez notre malade et nous aurions constaté une altération des excitabilités faradique et galvanique des nerfs.

La paralysie hérédo-nerveuse de Neumann embrasse tout le facial ; la contractilité est diminuée ; la réaction de dégénérescence est commune.

Nous restons donc en présence de la paralysie faciale dite « centrale ». Une donnée très importante nous manque ici ; nous ne connaissons pas la date exacte de l'apparition de la déviation des traits de la face ; le malade ne s'en est pas aperçu lui-même, elle n'a été constatée pour la première fois que par un médecin, environ trois mois après la chute à l'eau qui fut suivie d'hémiplégie droite. Cette paralysie faciale est-elle postérieure à cette hémiplégie ? ou coïncida-t-elle avec elle? Nous ne saurions être affirmatif sur l'une de ces deux questions, cependant il est probable qu'hémiplégie et paralysie faciale furent contemporaines l'une de l'autre ; l'inattention du malade et de son entourage, la faible déviation des traits de la face peuvent aisément expliquer comment cette paralysie serait passée inaperçue pendant trois mois. Un fait semble prouver que cette manière de voir est la bonne, le malade se rappelle très bien (il l'a dit d'ailleurs au médecin qui constata la déviation des traits) que quelques jours après sa chute à l'eau, il s'était aperçu que la salive s'écoulait de sa commisure labiale droite et que ce phénomène s'était reproduit plusieurs fois pendant les trois mois.

Cette hémiplégie droite complète a-t-elle été due à une lésion de la capsule interne? Nous ne le croyons pas et nous allons montrer que l'hystérie est seule en jeu ici.

APOPLEXIE HYSTÉRIQUE

L'observation de notre malade que nous avons rapportée au début de notre thèse, montre manifestement que nous nous trouvons en présence d'un hystérique : il ne faut pas s'attendre à retrouver chez lui les attributs d'un certain état de féminisme (barbe peu fournie, voix faible, aigüe et douce, peau fine, teint pâle, peu de développement des organes génitaux, yeux humides et brillants) que Axenfeld et Huchard, naguère encore, croyaient rencontrer chez la plupart des hystériques mâles ; ce n'est pas non plus un individu possédant une organisation physique délicate et un caractère impressionnable le rapprochant de la femme : c'est un homme vigoureux, bien musclé, qui par sa condition sociale et par sa profession eût éloigné, il n'y a que quelques années, tout soupçon d'hystérie : aujourd'hui la connaissance de l'hystérie chez l'homme est plus profonde depuis les travaux de la Salpêtrière ; sa fréquence même paraît si grande que M. Charcot se pose la question suivante « la névrose hystérique est-elle vraiment comme on l'a cru, comme on l'a prétendu jusqu'ici, plus fréquente chez la femme que chez l'homme » et que M. Marie écrivait dernièrement « l'hystérie mâle dans les classes inférieures de la société est très fréquente ; elle semble même beaucoup plus fréquente que l'hystérie féminine ».

A part une enfance maladive, quelques convulsions, une

irritabilité excessive, des pleurs faciles, quelques excès alcooliques et vénériens, rien à noter chez notre malade pendant sa jeunesse : En 1883, après une vive altercation avec un de ses patrons, en 1886 après une violente discussion avec sa femme, enfin en 1888 après une vive émotion, il se sent en proie à une angoisse suffocante, il tombe sans connaissance : il ne pousse aucun cri, ne se mord pas la langue ; pas d'écume à la bouche, pas d'émission involontaire d'urine ou de matières fécales; il revient à lui dix ou quinze minutes après la chute ; n'ayant aucun souvenir de ce qui s'est passé pendant son attaque ; il se sent harassé ; courbaturé, éprouve un violent mal de tête ; il rentre chez lui, se couche, le surlendemain il reprenait son travail ne se ressentant en rien de son attaque.

Ces trois attaques sont bien sous la dépendance de l'hystérie; l'épilepsie ne peut entrer en ligne de compte; on ne peut non plus admettre l'hémorrhagie, l'embolie cérébrale ou une lésion organique quelconque, car à part la courbature, la céphalalgie, il n'y eut pas de phénomènes consécutifs. Ces faits rentrent dans les cas d'apoplexies hystériques beaucoup plus communs chez l'homme que chez la femme, que M. Debove et la thèse de M. Achard nous ont bien fait connaître : dans les cas signalés par eux, souvent il est vrai, l'attaque d'apoplexie est suivie d'une hémiplégie avec anesthésie; cependant cette association n'est pas forcée; quelquefois après l'attaque, il ne subsiste qu'un tremblement des membres; dans un cas même beaucoup plus intéressant, la malade âgée de 62 ans, après une attaque d'apoplexie hystérique et une perte de connaissance de 2 heures, revint à elle sans présenter aucun trouble moteur ou sensitif, mais fut aphasique pendant une demi-heure; l'année suivante, à la suite d'une nouvelle attaque, hémiplégie totale droite.

L'examen des yeux de notre malade, pratiqué par M. le Dr Kœnig, nous a fourni d'utiles renseignements et corrobore notre diagnostic.

Enfin nous avons trouvé dans l'hypocondre gauche une zône hystérogène assez nette.

Diagnostic entre l'hémiplégie capsulaire et l'hémiplégie hystérique.

Notre malade est donc un hystérique, nous allons montrer maintenant que son attaque d'hémiplégie totale droite, ne s'est pas développée incidemment chez un hystérique, mais est bien sous la dépendance de la névrose.

Ce diagnostic est des plus difficiles; il n'existe aucun caractère pathognomonique ou plutôt il n'en existe plus; car la constatation de la paralysie faciale faisait, il y a peu de temps encore, rejeter systématiquement la névrose; cependant bien que nous n'ayons observé le malade que 7 ans après son attaque, bien que nous n'ayons pu constater les phénomènes qu'il a présentés et que nous soyons obligés de nous en rapporter à son dire, il nous semble que nous sommes en possession de caractères assez nombreux pour rejeter l'idée d'une hémiplégie capsulaire.

La brusquerie du début aurait pu, il y a quelques années, faire pencher la balance en faveur d'une lésion organique: les attaques d'apoplexie hystérique ont été depuis ces dernières années trop bien constatées et étudiées pour que ce signe ait quelque valeur diagnostique.

D'un autre côté de nombreux faits tiennent l'esprit en éveil :

1° L'âge du malade d'abord ; il avait 27 ans lors de son attaque d'hémiplégie : l'absence de toute lésion cardiaque éloigne l'idée d'embolie, l'hémorrhagie célébrale n'est pas incompatible avec le jeune âge il est vrai ; MM. Charcot et Bouchard en ont rapporté des exemples ; mais elle est extrêmement rare et difficile à admettre chez notre malade, indemne de toute tare organique et se portant bien depuis cette époque.

2° L'hémianesthésie existait, au dire du malade, dans tout le côté droit : bien que l'hémianestésie ait été observée dans les cas de lésion du segment postérieur de la capsule interne par Turck, Charcot, Pitres, Feré, elle est très rare cependant dans l'hémorrhagie cérébrale et commune dans l'hémiplégie hystérique.

3° Le membre supérieur chez notre malade n'a jamais été paralysé au même point que le membre inférieur : après son attaque bien qu'il constatât une grande diminution dans la force et l'étendue des mouvements du bras, cependant jamais, il ne fut complètement paralysé ; il y eut plutôt parésie, cette localisation est la règle dans l'hystérie, l'exception dans l'hémiplégie capsulaire.

4° La disparition tardive des phénomènes d'anesthésie qui chez notre malade, ont survécu à la paralysie est encore en faveur de l'hystérie.

5° Enfin, nous avons demandé au malade comment il marchait après sa paralysie quand il put quitter le lit ; bien que nous sachions qu'on ne doit accorder qu'une confiance très limitée aux paroles des malades, cependant la réponse à la question que nous lui adressions nous a paru avoir une certaine valeur, car il est pour la première fois dans un service hospitalier et il est fort probable qu'il ne doit pas connaître la marche si caractéristique des hémiplégies hystériques; il nous l'a bien décrite cependant; il traînait la jambe, ne pouvant détacher la pointe du sol; il marchait en somme comme le font remarquer MM. Brissaud et Marie « à la façon d'un enfant qui monte un escalier, portant toujours la même jambe en avant ».

Dans l'hémiplégie capsulaire, quand le malade peut quitter le lit, il lance sa jambe paralysée en dehors, lui faisant décrire une circonférence dont le centre serait représenté par l'autre jambe.

6° Dans l'hémiplégie capsulaire, les réflexes tendineux sont exagérés, dans l'hémiplégie hystérique ils sont normaux ou légèrement diminués : nous n'avons aucune donnée sur l'augmentation, la persistance, ou l'abolition de ces réflexes chez notre malade après son attaque et ce signe ne peut nous servir. Actuellement ils sont normaux.

On le voit par cet exposé aucun signe objectif ne permet de distinguer avec une certitude absolue une hémiplégie organique d'une hémiplégie hystérique; cependant, étant données les nombreuses analogies que l'hémiplégie de notre malade a présentées avec l'hémiplégie hystérique, étant donnée la névrose du sujet et le mode de début de l'affection, nous nous croyons en droit d'affirmer que cette attaque d'apoplexie hystérique suivie d'hémiplégie totale et d'anesthésie doit être mise sur le compte de l'hystérie au même titre que les deux attaques qui l'ont précédée, et que celle qui l'a suivie : celles-ci n'ont pas produit de phénomènes consécutifs, celle-là a été suivie d'hémiplégie totale.

Les phénomènes paralytiques des membres supérieurs d'abord, inférieurs ensuite, ont disparu ainsi que les troubles de la sensibilité ; seule la paralysie faciale aurait persisté.

Caractère des paralysies faciales hystériques.

D'ailleurs notre opinion est renforcée par les nombreuses et intéressantes analogies que présente la paralysie faciale de notre malade avec les paralysies faciales hystériques qu'ont rapportées MM. Chantemesse, G. Ballet, Boinet et M. Decoux. Nous avons cru devoir reproduire ces observations à la fin de notre thèse ; évidemment quelques différences existent : ainsi nous ne pouvons affirmer la brusquerie du début quoique nous soyons tout disposé à l'admettre comme nous l'avons dit précédemment ; le malade ne présente pas non plus d'affaiblissement de la mémoire.

Enfin nous ne retrouvons pas chez lui la superposition de l'anesthésie et de l'hémiplégie faciale que l'on rencontre habituellement dans ce cas ; ce caractère d'ailleurs n'est pas constant ; la littérature médicale compte quelques exemples d'hémiplégie motrice hystérique sans hémi-anesthésie (obs. de Briquet, d'Archambault) et M. Decoux, dans sa thèse inaugurale, a cité plusieurs cas d'hémiplégie faciale hystérique sans hémi-anesthésie (Obs. VIII).

Mais d'autres caractères plus importants se retrouvent dans notre observation comme dans les autres :

1° La paralysie ne porte que sur le facial inférieur ; l'orbiculaire des paupières, le muscle de Horner, le frontal ne sont pas atteints.

2° La longue durée de l'affection se retrouve partout : dans notre cas, elle dure depuis 7 ans.

3° La mobilité de la paralysie, tantôt plus marquée, tantôt moins accusée, existe aussi chez notre malade et nous l'avons constatée plusieurs fois depuis un mois que nous l'observons.

4° La faible déviation des traits de la face, qui mériterait plutôt le nom de parésie que celui de paralysie, se rencontre aussi dans notre observation : ce caractère même est très accusé parfois; et nous l'avons incriminé d'avoir fait méconnaître l'affection à son début. M. Gilbert-Ballet accorde à ce signe une telle fréquence qu'après avoir constaté l'existence de la paralysie faciale hystérique il ajoute : « la loi formulée naguère par Todd, acceptée par Charcot, reste vraie en dépit des faits observés : d'après cette loi, l'absence de paralysie faciale serait un des caractères de l'hémiplégie hystérique et réciproquement, la coïncidence d'une paralysie *nette* de la face avec perte du mouvement des membres constituerait une présomption en faveur d'une hémiplégie organique. »

5° Enfin la coïncidence de la paralysie d'un côté, d'un spasme de l'autre côté a été observée si souvent dans l'hystérie qu'elle nous semble un bon signe diagnostique.

Notre malade présente donc une paralysie faciale hystérique. Quant à son essence même nous ne pouvons que citer les deux principales théories aujourd'hui en présence : les uns (Dumontpallier, *Société Médicale des Hôpitaux*, 19 janvier 1891) supposent que ces paralysies sont psychiques et la conséquence d'un trouble de l'imagination du malade ou de l'idée que les hystériques se font d'une paralysie de la sensibilité, paralysie qu'ils limitent à un membre ou à un segment de membre. D'autres auteurs (Descroizille et du Pasquier, *Bulletin médical*, 1890) soutiennent que le symptôme paralysie faciale, relèverait tout simplement d'un trouble vasculaire siégeant au centre cortical de la septième paire.

MONOPLÉGIE BRACHIALE

Nous avons donc un des facteurs de notre paralysie alterne ; nous allons montrer maintenant que la monoplégie brachiale dont est atteint notre malade est bien aussi sous la dépendance de l'hystérie.

L'étude des paralysies hystériques ne date que de ces dernières années ; ce n'est pas que les auteurs anciens n'en aient rapporté des exemples nombreux, mais ces faits avaient été souvent mal interprétés, on les attribuait pour la plupart à des altérations passagères du système nerveux.

Russel Reynols en 1869, avait bien vu la nature de ces accidents ainsi que leur résistance aux divers traitements : ces accidents paralytiques se montrant fréquemment à la suite de traumatismes ou consécutivement aux accidents de chemin de fer, furent bien observés en Angleterre et en Amérique et décrits sous le nom de railway : spine, railway : Brain.

En France, ces paralysies d'ordre dynamique ne sont bien connues que depuis les travaux de M. Charcot.

Un traumatisme quelconque, une émotion morale vive, crainte ou frayeur, suffisent à donner naissance à ces accidents ; quelquefois même ils semblent survenir spontanément ou tout au moins sont provoqués par des causes si minimes qu'elles passent inaperçues aux yeux même des malades. Mechin dans sa thèse en a rapporté plusieurs exemples : c'est dans ces conditions que semble s'être développée la monoplégie brachiale de notre malade. Il ne se souvient avoir subi aucun traumatisme, reçu aucun choc ; aucune émotion morale vive ne peut non plus être incriminée. Le malade ressentit d'abord des douleurs vives dans l'épaule, le bras, les doigts ; celles-ci cédèrent rapidement, mais il constata aussitôt une faiblesse assez accusée dans le membre supérieur gauche ; cette parésie augmenta et trois jours après les douleurs, la paralysie était établie.

Le malade, il est vrai, peut avoir subi un choc; la paralysie a pu se produire également sous l'influence du froid ; aussi ne devons-nous pas nous baser uniquement sur le mode de début pour poser notre diagnostic : voyons donc si notre malade ne pourrait pas avoir une paralysie brachiale de cause organique.

Diagnostic différentiel des monoplégies brachiales hystériques.

Les névrites traumatiques ne sont pas rares; à leur début l'on observe des douleurs assez vives, mais ces douleurs persistent très souvent, ainsi que les fourmillements : la pression exercée sur les nerfs atteints les exaspère, la contractilité est diminuée; la réaction de dégénérescence apparaît, l'anesthésie se limite aux régions innervées par les nerfs atteints. Si toutes les branches afférentes du plexus brachial sont intéressées, la paralysie est complète, mais l'anesthésie n'empiète pas sur les parties voisines et reste limitée aux territoires de ces nerfs. De plus les troubles trophiques ne tardent pas à apparaître : zona, glossy-skin, éruptions bulleuses, etc.

Les paralysies radiculaires totales du plexus brachial s'accompagnent de troubles pupillaires du côté correspondant ; le bras retombe absolument inerte, la face interne du bras, le moignon de l'épaule conservent leur sensibilité, les réflexes sont abolis ; réaction de dégénérescence ; atrophie musculaire précoce ; troubles trophiques.

Un foyer de myélite ayant détruit les cornes antérieures au niveau du renflement brachial produirait une monoplégie brachiale. Mais celle-ci serait bientôt suivie de dégénérescence de nerfs et d'atrophie : il n'y aurait pas d'anesthésie.

Certains auteurs, Bennett, Champbell, Joffroy ont publié des exemples de monoplégie brachiale par une lésion de la capsule interne, mais la lésion causale étant nécessairement localisée à la partie antérieure de la capsule, il ne pourrait y avoir anesthésie.

Une lésion corticale serait toujours suivie d'une dégénérescence secondaire du faisceau pyramidal.

Quant aux paralysies toxiques (alcool, saturnisme) on ne saurait les confondre qu'après un examen superficiel.

CARACTÈRES DES MONOPLÉGIES BRACHIALES HYSTÉRIQUES

L'observation de notre malade montre assez que nous ne pouvons attribuer sa monoplégie brachiale à aucune de ces lésions : tous les phénomènes concordent au contraire pour la mettre sous la dépendance de l'hystérie.

1° Le début : M. Charcot a beaucoup insisté sur ce fait que dans l'hystérie traumatique la paralysie ne succède pas immédiatement au choc ; elle ne s'installe qu'un ou plusieurs jours après le traumatisme ; le début serait donc progressif et non brusque.

Les troubles moteurs dont est atteint notre malade ont présenté ce début bien que nous ne puissions incriminer aucun traumatisme.

2° La paralysie : celle-ci n'est pas complète dans notre cas ; la plupart des mouvements quoique profondément diminués sont encore possibles ; aussi n'avons-nous pas constaté la flaccidité absolue du membre ; mais jamais nous n'avons trouvé de contractures, de raideurs musculaires, ni aucune tendance à l'état spasmodique, les réflexes tendineux du coude et du poignet ne sont pas accrus.

3° La contractilité : celle-ci n'est pas modifiée ; pas d'action de dégénérescence.

4° L'anesthésie : s'étend à tout le bras ; l'anesthésie de

la peau est complète, à la douleur, au tact, à la température.

L'anesthésie des parties profondes est presque complète aussi : les courants faradiques énergiques sont à peine sentis par le malade quoique les muscles entrent en contraction. Les mouvements de torsion, de tiraillement, imprimés aux articulations des doigts, du poignet, sont à peine perçus.

Les limites de la zône anesthésiée sont caractéristiques : du coté du tronc, l'anesthésie dépassant les attaches du membre supérieur, envahit les parties voisines du thorax et du cou, décrivant autour du moignon de l'épaule une ligne à peu près circulaire ; le territoire innervé par le brachial est donc dépassé ; aucune lésion organique ne pourrait produire une telle anesthésie.

5° Sens musculaire : considérablement diminué ; le malade, les yeux fermés, retrouve encore avec sa main droite, la gauche paralysée, mais après quelques tâtonnements.

6° Pas d'atrophie ; pas de troubles trophiques.

La monoplégie brachiale de notre malade est donc bien sous la dépendance de la névrose, de même que la paralysie faciale, et notre paralysie alterne est donc bien hystérique.

OBSERVATIONS II, III, IV

Communication à la Société médicale des hôpitaux par M. Chantemesse (octobre 1890).

Le premier malade a déjà été présenté à la société il y a un an par M. Gilbert Ballet. Son observation se trouve dans nos bulletins : M. Brissaud avait accepté le diagnostic d'hystérie toxique tabagique et l'a mentionnée dans son travail sur les « hystéries provoquées ».

Après une période de guérison qui s'était maintenue pendant toute l'année, cet homme qui était resté employé à la manufacture des tabacs a été repris le 16 septembre dernier d'accidents analogues à ceux dont il avait souffert l'an dernier : anesthésie profonde des jambes et des pieds ; démarche saltatoire ; parésie et analgésie du bras gauche ; hémianesthésie faciale intensé ; spasme des artérioles de la rétine de l'œil gauche constaté à l'ophthalmoscope par M. Galézowski, enfin parésie faciale très nette.

Le deuxième malade est un homme de 30 ans qui avait souvent dans son enfance des crises nerveuses avec perte de connaissance ; l'année dernière, à la suite d'une attaque, il a eu une paralysie du bras droit qui a guéri peu à peu :

Nouvelle crise, il y a un mois, depuis ce jour, il présente une paralysie du bras droit avec une anesthésie profonde ; un affaiblissement très marqué de la mémoire et de l'intelligence, des douleurs de tête persistantes.

Pendant la marche, la jambe droite est traînée, le pied frotte contre le parquet, double parésie faciale, plus marquée à droite avec anesthésie sensitivo-sensorielle du même côté : l'œil présente de la diplopie monoculaire avec achromatopsie.

Le troisième malade a été frappé, il y a quinze jours, par une pierre qui est tombée d'une grande hauteur sur la région lombaire ; il a continué son travail malgré ce choc.

Le lendemain seulement, le bras droit, la jambe gauche se sont montrés faibles et insensibles, la jambe droite présentant les mêmes phénomènes mais moins accentués.

Anesthésie des mains et avant-bras des deux côtés.

Double parésie faciale plus marquée à droite qui donne au

malade un air d'hébétude particulier. Anesthésie sensitivo-sensorielle de la face prédominante à droite.

OBSERVATION V

Communication à la Société Médicale des Hôpitaux par M. Ballet au nom de M. Boinet (janvier 1891) (Résumée).

Rosine B...,31 ans, journalière, entre le 17 septembre 1890 dans le service de clinique médicale dont nous étions temporairement chargé pour une ancienne paralysie faciale droite et pour un tremblement tout récent des membres supérieurs.

Ces accidents de nature hystérique sont survenus brusquement à 7 ans de distance à la suite de deux vives émotions.

Cette malade, dont la mère est nerveuse et paraplégique, présente elle-même des signes très nets d'hystérie, abolition du réflexe pharyngien, pleurs, crises ; elle raconte qu'en 1883 elle éprouve une grande frayeur à la vue d'une opération laborieuse de hernie étranglée que l'on pratiquait sur sa mère ; quelques heures après elle fut atteinte de paralysie faciale droite qui depuis 7 ans n'a subi aucune modification.

Etat actuel. — Nous observons en effet une paralysie incomplète du facial inférieur offrant le type des parlaysies faciales centrales ; l'orbiculaire de l'œil droit. le muscle de Horner sont respectés; le pli naso-génien est accusé ; la commissure est abaissée ; la mobilité de la langue intacte.

La moitié droite de la face est anesthésiée ; la diminution de la sensibilité est plus accusée au niveau de la joue : il n'y a aucun signe d'hémi-spasme glosso-labié.

La malade s'inquiète davantage du tremblement de son membre supérieur droit, etc., etc...

La paralysie faciale n'a été améliorée par aucun traitement.

Observation VI

Thèse de Michaux. Paris, 1890. Résumée.

Attaque subite de sommeil hystérique d'une durée de deux jours comme première manifestation bruyante de la névrose chez un homme de 35 ans, mécanicien.

Hémiplégie droite consécutive. Demi-anesthésie incomplète des membres et du tronc du même côté.

Hémi-anesthésie sensitivo-sensorielle à la face, au cou du côté gauche.

Hémi-spasme droit avec déviation de la langue du même côté.

Le côté gauche de la face se présente immobile ; les plis sont effacés, il existe une parésie des muscles du côté gauche quand on les fait contracter.

Observation VII

Decoux. Thèse de Paris, 1891. Résumée.

Le Pol..., 34 ans, garçon de café.

Epilepsie dès l'âge de onze ans ; syphilis à vingt-quatre.

Il y a deux ans, il reçoit un coup de couteau à la région frontale droite ; deux heures après la blessure, il tombe sans connaissance et quand il revient à lui il est hémiplégique du côté gauche hémianesthésique à droite, la langue fortement déviée à gauche est recourbée en forme de crochet au niveau de sa pointe et la commissure gauche est attirée en haut.

État actuel. — Tout le côté droit du corps est complètement insensible à la douleur; à gauche, on constate un peu d'hypéresthésie.

Le côté gauche du corps est hémiplégique; pas contracturé; le côté droit est normal.

Rétrécissement double du champ visuel, diplopie binoculaire.

Au repos, la lèvre supérieure est attirée en haut au niveau de la partie moyenne de sa moitié gauche. L'aile du nez est plus élevée à gauche.

Quand on fait ouvrir la bouche au malade, son orifice apparaît plus large à gauche qu'à droite et le sillon naso-labial devient très accentué.

La langue est fortement déviée à gauche, elle semble un peu plus épaisse à droite; elle est agitée de petites secousses rapides, le malade ne peut la porter en haut qu'avec peine et il la projette difficilement en avant.

Quand il souffle, l'air passe du côté contracturé et la joue gauche se gonfle davantage, il ne peut siffler; la luette est trémulante et déviée à gauche.

Les aliments s'accumulent à gauche dans le sillon gingival.

Au niveau des muscles releveurs de la lèvre supérieure on constate de petites secousses qui se produisent beaucoup mieux à l'état de mouvement qu'à l'état de repos.

Quand le malade parle le côté droit participe à l'expression, n'est pas un masque muet et ses rides ne sont pas effacées.

Le sourcil gauche est abaissé, et cette asymétrie ne disparaît pas lorsqu'on fait froncer le sourcil ou ouvrir les yeux au malade.

Quelques jours après son entrée à l'hôpital, le Pol.... présenta de nouveaux phénomènes. Ainsi quand on lui commandait de souffler la joue droite se gonflait fortement et l'air s'échappait du même côté.

En outre la lèvre supérieure paraissait un peu flasque et tombante dans sa partie droite ; enfin quand le malade ouvrait la bouche on constatait que son orifice était plus large à droite qu'à gauche.

En présence de ces faits nous avons songé à une parésie droite qui se serait surajoutée à l'hémi-spasme.

OBSERVATION VIII

Decoux. Thèse de Paris, 1891 (*Résumée*).

Der..., âgée de 39 ans, a toujours été nerveux ; un rien la contrariait, la surexcitait ; attaques fréquentes.

A la suite d'une scène violente avec son mari, la malade passe la nuit sans sommeil, accablée d'ennui ; le matin en descendant l'escalier elle tombe sans connaissance ; au bout de 5 heures environ elle revient à elle, mais elle est paralysée de tout le côté droit et complètement aphasique : le même côté est aussi anesthésié, la face est énormément déviée à gauche ; elle est le siège de mouvements spasmodiques, la langue est très épaisse, remplissant pour ainsi dire la cavité buccale et fortement déviée à gauche, la malade ne peut la mouvoir.

La malade resta 6 mois aphasique, elle recouvrit l'usage de la parole peu à peu.

Le bras se contractura par la suite : la paralysie de la jambe, au contraire, n'a fait que diminuer.

Etat actuel. — Légère hyperesthésie du côté gauche du corps. A droite la sensibilité est normale : Pas de zônes hystérogènes.

Tous les organes des sens sont intacts.

Au repos la face est à peine déviée à gauche.

Le sillon naso-labial est un peu plus accentué à gauche, la commissure du même côté est légèrement élevée. Le sourcil gauche est abaissé; la paupière recouvre le globe oculaire dans une plus grande étendue, ce qui fait que l'œil paraît plus petit.

Quand on commande à la malade d'ouvrir la bouche, son orifice est moins large à droite, et la commissure labiale est plus élevée du côté opposé.

Quand on lui ordonne d'exécuter des mouvements d'abaissement de la lèvre inférieure la moitié gauche s'abaisse d'avantage; il en est de même dans le mouvement d'élévation de la lèvre supérieure.

Quand elle souffle, la joue droite se gonfle et l'air s'échappe de ce côté.

Quand elle rit, la commissure est attirée en haut et en dehors à gauche; elle est entourée de trois plis concentriques énormes.

Sifflement impossible.

Narine droite abaissée.

Quand la malade, parle les muscles se contractent bien à gauche seulement.

Si elle relève le sourcil gauche, les plis du front paraissent plus accusés et plus élevés qu'à droite, le malade ressent de petits mouvements musculaires à ce niveau.

La migration des aliments est un peu gênée à droite.

Lorsque la malade ouvre la bouche, on observe de petits mouvements rythmiques, intermittents, qui se font au niveau de la lèvre supérieure. La langue légèrement déviée à droite a conservé tous ses mouvements.

La malade est hémiplégique à droite : le membre supérieur, est contracturé, le membre inférieur parésié. Quand elle marche elle détache difficilement la pointe du sol.

La sensibilité n'est pas atteinte, sauf du côté gauche, où il existe de l'hypéresthésie ; cette hyperesthésie est surtout bien évidente à la face : la cornée de l'œil paraît moins sensible qu'à droite.

L'examen électrique de la contractilité des muscles montre que l'excitabilité faradique est parfaitement conservée.

La malade est beaucoup plus sensible à l'électricité dans la moitié gauche de la face.

L'examen ophthalmoscopique ne décèle aucune lésion de l'œil.

Nous constatons donc ici l'association de deux faits pathologiques : la parésie à droite, l'hémi-spasme à gauche.

CONCLUSIONS

La paralysie faciale ne doit donc plus être rejetée systématiquement de l'hystérie et une place lui doit être accordée dans la névrose à côté du spasme glosso-labié.

Le diagnostic de la paralysie faciale avec le spasme, bien que difficile dans certains cas, est généralement facile, l'école de la Salpêtrière nous ayant bien fait connaître les caractères des spasmes.

Les deux affections coexistent fréquemment.

Enfin en présence d'une paralysie alterne, le praticien ne doit pas se hâter de porter le diagnostic de lésion protubérantielle, ni de jeter un pronostic défavorable; il doit penser à la névrose et la rechercher avec soin s'il veut éviter une erreur désagréable pour lui.

INDEX BIBLIOGRAPHIQUE

Briquet. — Traité de l'hystérie, 1859.

Hasse. — Handbuch der Pak. erlangen, 1869.

Russel, Reynolds. — In britisch médical journal, 1869.

Helot. — Thèse de Paris, 1870 : « Sur quelques cas d'hémiplégie hystérique ».

Buzzard. — Leçons cliniques sur les maladies du système nerveux, 1882.

Lebreton. — Thèse de Paris, 1884 : « Différentes variétés de paralysies hystériques ».

Kalkoff. — Berhtragen zur differential diagnostic des hysterischen und die Rassularen hemianesthésie. Halle, 1884.

Séeligmuller. — Deutsche médecine, Wortschrift, 1884.

W. Mitchell. — Lectures on diseases of the nerwous systeme especially on woman. Philadelphie, 1885.

Charcot. — Archives de neurologie (1886).

Todd. — Clinic. sect. on paralysis certaen diseases of the braïn, 1886.

Charcot. — Semaine médicale (1887).

Brissaud et Marie. — Progrès médical, 1887.

Achard. — Thèse de Paris, 1887, apoplexies hystériques.

Mechin. — Thèse de Paris, 1887, monoplégies brachiales hystériques.

Belin. — Thèse de Paris, 1888.

Newmann. — Union médicale en 1888.

Charcot. — Leçons du mardi, 1888.

Brissaud. — Hystérie provoquée. Gaz. des hôpitaux (1889).

Michaut. — Thèse de Paris, 1890.

Chantemesse. — Société méd. des hôpitaux (octobre 1890).

Gilbert Ballet. — Société méd. des hôpitaux (novembre 1890 et janvier 1891).

Descroizilles et **Du Pasquier.** — Bulletin méd., 1891.

Dumontpallier. — Société médicale des hôpitaux, 1891.

Charcot. — Archives de neurologie (1891).

Decoux. — Thèse de Paris, 1891, De la paralysie faciale hystérique.

Souques. — Thèse de Paris, 1891.

Rendu. — Société médicale des hôpitaux, décembre 1891.

Debove. — Société médicale des hôpitaux, décembre 1891.

Gouraud. — Société méd. des hôpitaux, janvier 1892.

Imp. de l'Ouest, A. Nézan, Mayenne.

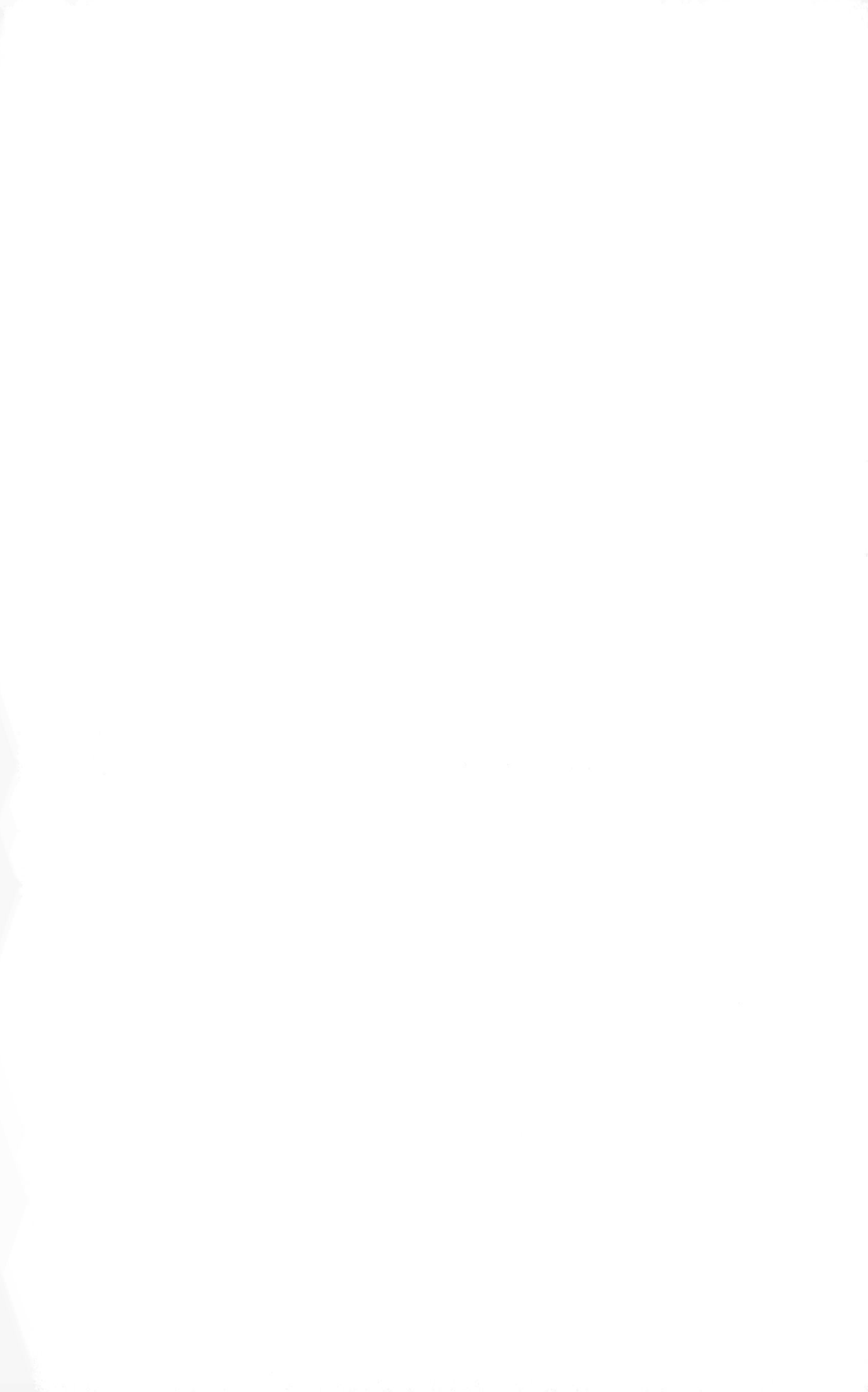

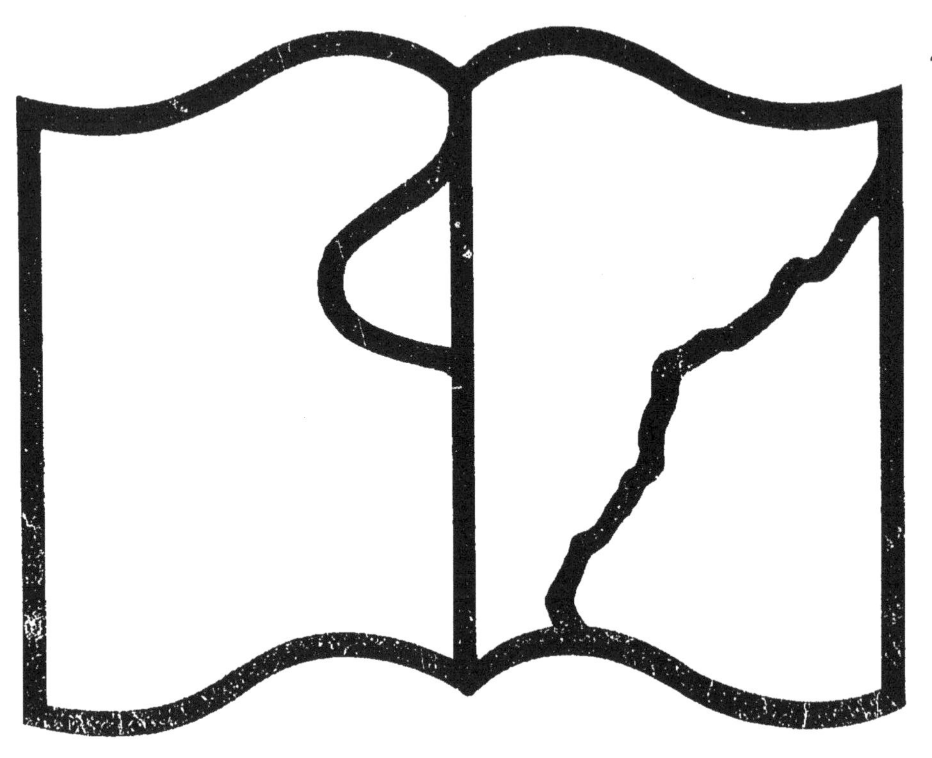

Texte détérioré — reliure défectueuse

NF Z 43-120-11

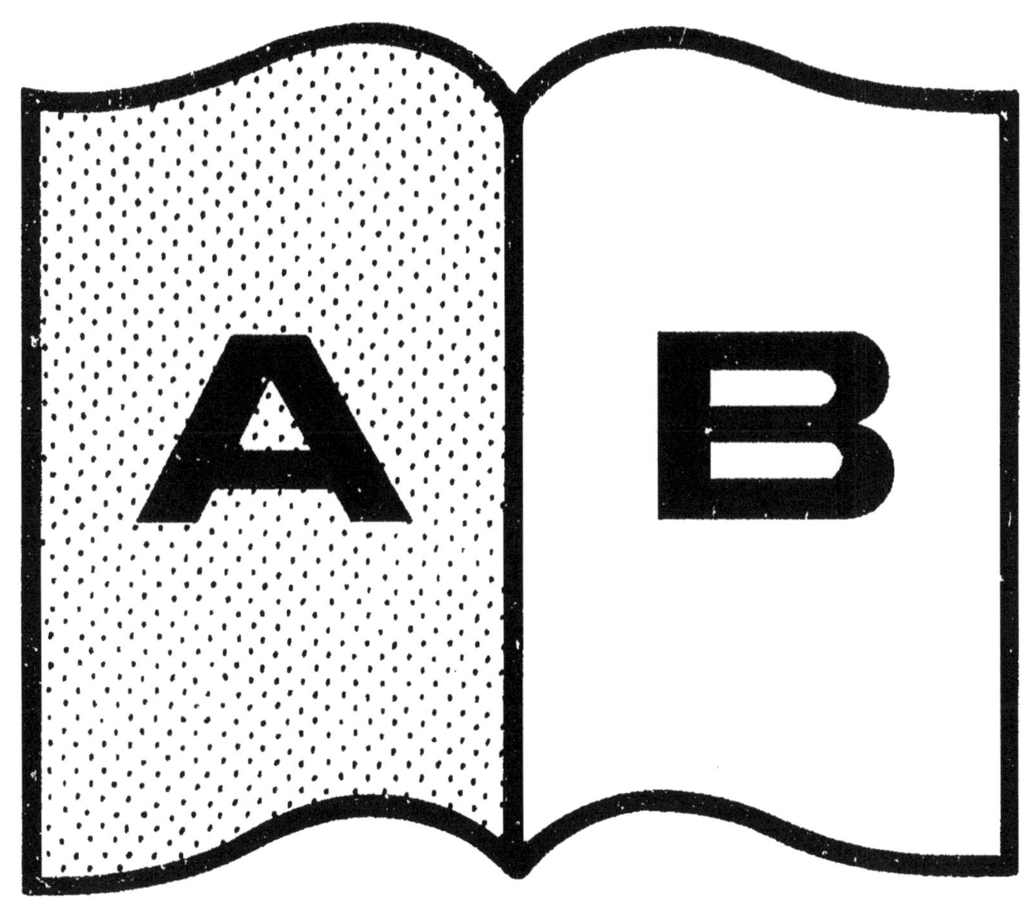

Contraste insuffisant

NF Z 43-120-14

www.ingramcontent.com/pod-product-compliance
Ingram Content Group UK Ltd.
Pitfield, Milton Keynes, MK11 3LW, UK
UKHW020443230726
13925UKWH00004B/1792